DES FRACTURES
DE L'EXTRÉMITÉ INFÉRIEURE
DU RADIUS

PAR

LE DOCTEUR A. CHIPAULT
ANCIEN INTERNE DES HOPITAUX DE PARIS
CHIRURGIEN CHEF DE SERVICE A L'HOTEL-DIEU D'ORLÉANS
MEMBRE CORRESPONDANT DE LA SOCIÉTÉ DE CHIRURGIE DE PARIS
CHEVALIER DE LA LÉGION D'HONNEUR

ET

LE DOCTEUR DUBUJADOUX
MÉDECIN-MAJOR DE DEUXIÈME CLASSE

PARIS
LIBRAIRIE GERMER-BAILLIÈRE ET Cⁱᵉ
108, BOULEVARD SAINT-GERMAIN, 108

1882

DES FRACTURES

DE L'EXTRÉMITÉ INFÉRIEURE

DU RADIUS

DES FRACTURES

DE L'EXTRÉMITÉ INFÉRIEURE

DU RADIUS

PAR

LE DOCTEUR A. CHIPAULT

ANCIEN INTERNE DES HOPITAUX DE PARIS
CHIRURGIEN CHEF DE SERVICE A L'HOTEL-DIEU D'ORLÉANS
MEMBRE CORRESPONDANT DE LA SOCIÉTÉ DE CHIRURGIE DE PARIS
CHEVALIER DE LA LÉGION D'HONNEUR

ET

LE DOCTEUR DUBUJADOUX

MÉDECIN-MAJOR DE DEUXIÈME CLASSE

PARIS

LIBRAIRIE GERMER-BAILLIÈRE ET Cⁱᵉ
108, BOULEVARD SAINT-GERMAIN, 108

1882

Au mois de juin dernier, entrait dans ma salle à l'Hôtel-Dieu une femme de soixante-douze ans, atteinte d'une fracture de l'extrémité inférieure du radius droit qui s'était produite dans une chute sur la paume de la main.

Huit jours après son entrée, cette femme succombait à une hémorrhagie cérébrale.

L'autopsie faite avec le plus grand soin révéla des lésions mal expliquées soit par la théorie de Voillemier soit par celle de Lecomte.

C'est alors qu'il nous vint à l'esprit d'étudier de nouveau le mécanisme des fractures de l'extrémité inférieure du radius.

Dans cette étude nous avons cherché à démontrer

que, si l'arrachement est possible, il n'intervient le plus souvent que pour compléter la fracture. Nous avons essayé aussi à prouver que la fracture se fait par écrasement et non par pénétration.

Toutes les expériences sur lesquelles repose ce travail ont été faites par M. Dubujadoux. Que mon jeune confrère me permette de le remercier de son active collaboration; et, puisque l'occasion m'en est donnée, je suis heureux de lui envoyer à Gap les regrets que son départ a laissés ici parmi ceux qui aiment l'étude et la science.

Dr A. CHIPAULT.

Orléans, 24 janvier 1882.

DES FRACTURES

DE L'EXTRÉMITÉ INFÉRIEURE

DU RADIUS

Ce travail nous a été inspiré par l'étude d'un cas de fracture récente qui nous révélait à l'autopsie des lésions mal expliquées, si on voulait les soumettre d'une façon absolue soit à la théorie de Lecomte, soit à la théorie de Voillemier.

Voici d'abord l'observation :

Il s'agit d'une vieille femme de soixante-douze ans qui succombait, à une hémorrhagie cérébrale, huit jours après une fracture de l'extrémité inférieure du radius droit. La fracture s'était produite dans une chute sur la face palmaire de la main.

Autopsie. — La déformation du membre est peu sensible ; on remarque cependant une légère voussure de la face dorsale du poignet, au niveau de l'articulation radio-carpienne. L'apophyse styloïde du radius descend plus bas que celle du cubitus, l'engorgement du poignet est médiocre.

Il existe, sur la peau de l'avant-bras deux ecchymoses bien séparées ; l'une avec son centre à l'articulation radio-carpienne s'étend en bas à la paume de la main, le long du pouce, et s'étale en remontant jusque vers le tiers supérieur de l'avant-bras en inclinant un peu vers le bord interne ; l'autre siége à l'articulation huméro-cubitale ; elle se voit surtout vers l'épitrochlée ; de là elle s'irradie autour de l'articulation, sans atteindre cependant la face externe.

Ces deux ecchymoses correspondent chacune à un épanchement sanguin dans le tissu cellulaire sous-cutané ; mais tandis que l'inférieure est seulement répandue en avant de l'aponévrose d'enveloppe, l'ecchymose supérieure pénètre dans l'épaisseur du membre avec le tronc commun des veines médiane basilique et médiane céphalique. Elle se borne à un petit amas sanguin au-dessous de l'aponévrose. Les veines ne montrent aucune lésion.

Au-dessous de l'aponévrose, à part le petit amas sanguin que nous venons de signaler, toute trace d'ecchymose a disparu. On trouve çà et là des suffusions sanguines localisées autour de certains muscles et dans leur épaisseur.

Sur les muscles de la région superficielle, on note une ecchymose dans le tissu cellulaire qui enveloppe la partie moyenne du petit palmaire, une autre autour du rond pronateur.

Au-dessous du fléchisseur superficiel, une petite suffusion sanguine enveloppe les vaisseaux radiaux, une autre les vaisseaux cubitaux dans leur quart inférieur, sans que l'on puisse découvrir une lésion de l'artère ou des veines principales.

Profondément, on trouve encore une ecchymose au niveau du court supinateur. Ici l'effusion sanguine siége non-seulement dans le tissu cellulaire péri-musculaire, mais elle pénètre la couche superficielle du muscle.

Aucune lésion des fléchisseurs profonds, rien dans le carré pronateur, pas même de suffusion sanguine entre ce muscle et la face antérieure du radius ; et cependant, il existe là, à 0,012 au-dessus du bord inférieur de l'os une fracture transversale complète, mais avec intégrité du périoste. Nous ne remarquons rien de particulier au niveau de l'articulation radio-carpienne, ni contusion, ni déchirure de ligaments.

La face postérieure de l'avant-bras ne montre d'abord aucune trace de traumatisme, ni sous l'aponévrose, ni tout autour des muscles de la couche superficielle. Mais au-dessous, la gaîne synoviale du long abducteur du pouce, celle des radiaux, apparaissent remplies de sang et se dessinent aussi vigoureusement qu'après une injection bien réussie.

Toutes les parties molles étant enlevées avec soin, on découvre, sur la face postérieure du radius, une fracture composée de trois éclats irréguliers et légèrement soulevés en arrière de l'os. Le fragment le plus volumineux (a) est situé dans la gouttière des radiaux, le fragment interne (b) correspond à la gouttière des extenseurs commun et propre de l'index ; entre ces deux éclats, et vers leur bout inférieur, un fragment (c) est formé aux dépens de la petite crète osseuse qui sépare la gaîne du long extenseur du pouce de celle de l'extenseur commun. (*Fig. XXI.*)

Partout, excepté en ce dernier point, le périoste resté sain maintient les fragments adhérents entre eux et adhérents à l'os. Le petit éclat, au contraire, n'est plus adhérent que par un lambeau très-grêle. C'est par l'éraillure du périoste, la déchirure faite en ce même point à la gaîne de l'extenseur du pouce que le sang s'est introduit dans les synoviales des tendons musculaires.

Ainsi, nous remarquons déjà dans cette fracture du radius, en avant une ligne de séparation transversale, à direction horizontale, mais dentelée, en arrière trois éclats encore adhérents.

Sur une coupe antéro-postérieure du radius, passant à peu près vers le milieu de l'épaisseur transversale de l'os, nous pouvons encore noter que la fracture reste transversale et sans écrasement dans la moitié antérieure. mais dans la moitié postérieure, nous voyons une dépression subite. Le bord postérieur du fragment supérieur refoulant les alvéoles du tissu spongieux inférieur, les écrase et se creuse un chemin en détachant l'écorce compacte qui a ainsi éclaté en trois fragments. La pénétration n'est qu'apparente (par ce fait que le fragment supérieur s'est enfoncé derrière l'écorce du fragment inférieur) ; en réalité les parties spongieuses tassées de chaque côté, ne se pénètrent pas, elles sont au contact l'une de l'autre.

Enfin, l'on peut voir d'une façon bien nette que cette fracture ne peut pas être complètement réduite ; car si l'on voulait dégager le fragment supérieur en faisant basculer l'inférieur d'arrière en avant (ce qu'on obtiendrait par un mouvement forcé de flexion), le fragment supérieur repousserait les éclats et amènerait leur séparation d'avec le périoste et l'os.

Si l'on essaie d'obtenir la réduction par un écartement direct, en pratiquant l'extension et la contre-extension, on amènerait les deux fragments en contact dans leur partie postérieure, mais en avant, il y aurait un écartement considérable.

Du côté du cubitus, fracture complète et transversale de l'apophyse styloïde à sa base. Le fragment séparé reste adhérent au ligament triangulaire et au ligament latéral interne.

En résumant les lésions, nous trouvons : très-peu de désordres dans les parties molles, des ecchymoses sous-cutanées, dues au choc direct de la partie lésée, des ecchymoses péri-musculaires que nous devons rapporter à la contraction instinctive du sujet;

Une fracture de l'extrémité inférieure du radius sans épanchement sanguin dans le voisinage, si ce n'est dans les gaînes synoviales de l'extenseur du pouce et des radiaux;

Dans le siége même de la fracture aucun épanchement ni sanguin, ni séreux. La tendance à la réparation s'indique seulement par une ligne rosée qui enveloppe les zones de tissu spongieux comprimé.

Mais si nous étudions le mécanisme de la fracture, la théorie de Lecomte explique-elle cet effondrement de la moitié postérieure? évidemment non. La théorie de Voillemier rend-elle compte de la fracture antérieure? pas davantage.

Nous avons essayé de combler ces lacunes par l'étude des faits expérimentaux. Serons-nous plus heureux que nos devanciers qui, tous, ont cru s'appuyer sur des preuves anatomiques, cliniques, expérimentales d'une nature indiscutable pour édifier leurs théories?

Il faut réellement arriver à Goyrand, commenté par Diday pour voir le mécanisme de la fracture étudié d'une façon plus précise. Nous ne parlons pas de Pouteau ; sa théorie musculaire basée sur l'action du carré pronateur est trop singulière pour nous arrêter.

Ambroise Paré, au milieu d'une nomenclature des fractures, cite celles du radius comme possibles. Jean-Louis Petit, Dupuytren, s'occupent particulièrement de la déformation et des variétés. Dupuytren établit une nouvelle forme que Goyrand accepte en y ajoutant deux variétés dites obliques.

Faut-il, avec Voillemier, admettre seulement des fractures transversales et croire que Diday et Goyrand ont rêvé ? Ces auteurs, il est vrai, ne se fondent sur aucun fait d'autopsie ou d'expérimentation, mais simplement sur la déformation du membre et sur le mode de la chute. Une chute sur la paume de la main produit une fracture oblique de bas en haut et d'avant en arrière, la chute sur le dos de la main provoque une fracture oblique en sens inverse. Or, nous verrons que l'on peut reproduire et même observer les fractures obliques postérieures, en tant que fractures partielles.

Voillemier se flatte de n'avancer rien que d'après les témoignages de l'anatomie et de l'examen des pièces cliniques. L'examen des pièces anciennes lui fait admettre les fractures par pénétration. Il appuie ses preuves anatomiques sur la double inclinaison du radius (oblique de dehors en dedans, de haut en bas, pris d'avant en arrière), et aussi sur l'opposition entre l'extrémité spongieuse et le corps de l'os formé de tissu compact.

Sa doctrine le satisfait assez pour pouvoir l'appliquer aux fractures par éclatement. Sa conviction est telle, qu'il écrit en 1867 dans le *Dictionnaire encyclopédique :*

« Vingt-cinq années se sont écoulées depuis que j'ai signalé ces faits pour la première fois, aujourd'hui, ils sont généralement admis. Je n'aurai donc pas à les discuter comme à l'époque où ils pouvaient être mis en doute, et il me suffira de les exposer aussi clairement que possible. »

Cependant, en 1860, avait paru le mémoire de Lecomte, mémoire sérieusement étudié, rempli de faits et qui s'élevait d'une façon radicale contre ce mécanisme de la pénétration. Voillemier s'en émeut peu ; il fait mieux que de discuter le mémoire de Lecomte, il ne le cite pas.

Il faut avouer d'ailleurs que le mémoire de Lecomte a fait lentement son chemin ; l'édition de Nélaton, 1869, n'en fait pas mention. En 1872, le second volume de Follin indique le mémoire et accepte timidement la théorie. En 1876 seulement, Tillaux dans son *Anatomie chirurgicale* et en 1878, Duplay (leçons publiées par le *Progrès médical*), se déclarent partisans absolus de la théorie de Lecomte.

On a rejeté, d'une façon générale, les fractures directes de l'extrémité inférieure. Nous avons eu cependant l'occasion d'en observer un exemple chez un conducteur d'artillerie qui (juin 1880), reçut sous les yeux de l'un de nous, un coup de pied de cheval dans la région du poignet. Il n'eut pas de chute, et cependant aussitôt après, l'ecchymose, le gonflement des parties molles ne s'étaient pas encore manifestés ; on constatait la déformation caractéristique en dos de fourchette. Nous nous rappelons même que le chirurgien de l'Hôtel-Dieu fut étonné du mécanisme de cette fracture, et ne l'admit que sur l'affirmation réitérée du médecin témoin de l'accident.

Les fractures directes existent donc ; elles doivent être très-rares, exceptionnelles.

Quant aux fractures indirectes, Lecomte a très-bien

rangé sous trois chefs les diverses opinions qui ont eu cours.

I. — La théorie musculaire de Pouteau, sur laquelle nous avons déjà exprimé notre opinion.

II. — La théorie de la transmission directe du choc, ainsi formulée : dans la chute sur la face antérieure de la main, le radius se trouve pris entre la résistance du sol et la force résultant du poids du corps multiplié par la vitesse de la chute ; il se rompt là où se concentre la force, là où se trouve l'extrémité spongieuse. (Dupuytren, Goyrand, Voillemier, Jarjavay qui nie la pénétration, Nelaton, etc.)

III. — La théorie de l'arrachement qui, admise déjà mais à titre exceptionnel et pour des cas bien déterminés par Voillemier, acceptée par Malgaigne, Bonnet, Foucher, est devenue entre les mains de Lecomte, le seul mécanisme des fractures de l'extrémité inférieure du radius.

La fracture par arrachement, c'est-à-dire la fracture produite dans l'extension forcée, existe certainement, et nous reconnaissons avec tout le monde que rien n'est plus facile à produire sur le cadavre en étendant fortement la main du sujet préalablement immobilisé. Cette fracture est particulièrement facile à produire chez l'enfant, et là comme on peut le prévoir, la séparation se fait au niveau du cartilage épiphysaire.

Chez une enfant de 13 ans, morte de tétanos après une plaie du cuir chevelu, nous avons ainsi fracturé les deux radius, la séparation s'est d'abord faite en avant entre la diaphyse et le cartilage ; dans la moitié postérieure, le cartilage a entraîné avec soi une lamelle osseuse appartenant à la diaphyse, et qui, très-mince en avant, augmente peu à peu d'épaisseur, jusqu'en arrière où elle est haute de deux millimètres à gauche, la fracture n'était pas complète, la lamelle osseuse postérieure s'était laissé fléchir et l'on apercevait seulement une rainure à ce niveau. Le plan de la fracture, transversal dans le 4/5 interne, se relevait légèrement vers le bord externe.

Il est généralement tout aussi facile de produire la fracture dans les mêmes conditions chez l'adulte. Trois fois cependant nous avons échoué : une fois — homme de 50 ans — nous avons déchiré le ligament antérieur dans toute son insertion radiale sauf sur l'apophyse styloïde. Les deux autre fois — femme de 40 ans, vieillard de 63 ans — nous avons amené la face dorsale de la main en contact avec l'avant-bras, sans produire ni la fracture du radius, ni la déchirure du ligament antérieur. On verra plus loin un quatrième cas d'insuccès moins ordinaire.

On doit admettre au même titre la fracture par arrachement dans le mouvement de flexion exagérée. Il n'existe point d'observation de cette variété, l'expérimentation n'a pas donné de résultat bien net entre les mains de Bonnet, de Lyon, elle a échoué avec M. Lecomte. Nous avons fait trois expériences dans ce sens. Une fois nous avons échoué, une autre fois nous avons arraché le bord postérieur de la surface articulaire, tout juste au niveau des insertions ligamenteuses : avec un troisième sujet, nous avons obtenu la fracture de la figure xx. Il y a arrachement complet de l'extrémité inférieure suivant un plan horizontal passant en arrière à 0.003 du rebord articulaire se dirigeant en bas vers la surface articulaire qu'elle atteint presque (coupe antéro-postérieure, figure xx, b.) puis se relevant pour atteindre la face antérieure sur un point plus élevé qu'en arrière.

Mais la fracture par arrachement étant admise, devons-nous l'appliquer à toutes les fractures complètes de l'extrémité inférieure, ou bien faut-il la réserver aux circonstances bien nettes déjà admises par Voillemier. (Chute du milieu de la main contre un plan à arête vive comme le rebord d'une marche d'escalier, ou torsion de la main. (Cas de H. Larrey).

Pour obtenir une réponse nette de l'expérimentation, nous avions déjà eu l'idée, avant d'avoir lu le mémoire de Lecomte, de sectionner le ligament antérieur, nous disant que, si ce ligament rompu, nous obtenions des fractures du radius, il nous faudrait bien les attribuer à une autre cause.

Si nous avons eu la même idée que M. Lecomte, nos expériences ne nous ont pas conduits aux mêmes conclusions.

Lecomte écrit page 43 : « Nous avons vu que le ligament radio-carpien était l'agent de cet arrachement, et qu'après sa section, les divers procédés d'expérimentation qui déterminent si facilement sur le cadavre, soit par extension forcé, soit par percussion, des fractures artificielles de l'extrémité inférieure du radius, ne peuvent plus la produire dans aucun cas. »

Nous sommes d'accord sur un point ; l'arrachement, lorsqu'il existe, est produit par l'action du ligament antérieur ; lorsque ce ligament est coupé, il n'est plus possible d'obtenir la fracture par extension forcée, mais les fractures par percussion restent possibles. Ce sont rarement des fractures classiques, des fractures complètes ;

on doit cependant tenir compte et grand compte, des désordres provoqués par cette méthode.

Voici comment nous avons procédé. Une incision longitudinale parallèle aux tendons du long abducteur et du court extenseur du pouce, et immédiatement au devant de ces muscles, est menée depuis l'apophyse styloïde du radius jusqu'à la base du premier métacarpien. Puis on sectionne le ligament antérieur en passant au-dessous des fléchisseurs qu'on a soin de ménager.

Le procédé de percussion n'a pas une importance bien considérable, pourvu qu'on frappe suivant l'axe de l'avant-bras. Nous n'avons suivi ni le procédé de Nélaton, ni celui de Lecomte. Plus simplement, le sujet étant couché sur le dos, nous attirons le buste hors de la table ; le bras est amené dans l'abduction à angle droit, l'avant-bras fléchi sur le bras, et la main en pronation appuie par le carpe sur le rebord de la table. Pendant qu'un aide soutient le bras et l'avant-bras, nous frappons avec un maillet sur l'extrémité inférieure de l'humérus.

Nous avons ainsi obtenu les fractures des types i et ii.

Figure i. — La fracture s'est produite dans la région du scaphoïde qui ne s'est pas luxé comme dans une autre expérience. Il s'est détaché un fragment oblique de dehors en dedans et d'avant en arrière. En avant, la séparation est nette, mais en arrière, il y a eu tassement de l'os et formation de deux éclats, entre le fragment inférieur et la diaphyse. Il n'y a pas eu de pénétration, le tissu spongieux a été tassé, refoulé dans toute la hauteur des éclats ; la diaphyse et l'épiphyse sont en simple contact.

Dans une autre fracture, que nous ne reproduirons pas ici, nous avons obtenu un écrasement moins considérable

du bout postérieur, mais en outre, une fissure verticale
antéro-postérieure commençant en bas entre les deux
facettes de la face articulaire radiale, remonte en dehors
à 0.025 du bout postérieur, sans atteindre toutefois le
bord externe de l'os; deux autres petites fissures transversales sont l'indice d'un premier degré d'éclatement
dans le sens antéro-postérieur.

Un peu plus de force dans la percussion et nous déta-
chions complètement un gros fragment oblique externe.

LA FIGURE II nous montre en premier lieu une fracture du bord postérieur dans l'étendue de la fossette
semi-lunaire. Le bord postérieur a été là divisé en trois
fragments dont un très-petit. Il existe en outre une fracture verticale complète commençant dans la fossette
scaphoïde et atteignant la face externe à 0.066 de la surface articulaire. C'est là un vrai type de fracture par
éclatement.

Donc il peut exister des fractures du radius, même
par éclatement, sans l'intervention du ligament antérieur.
On remarque que la fracture du bord postérieur se fait
tantôt sur la facette semi-lunaire, tantôt sur la facette
scaphoïdienne. Cela tient à la façon dont l'avant-bras est
incliné sur la main. La fracture porte sur la facette interne si l'avant-bras est vertical dans tous ses plans ; la
facette externe se brise lorsque le bras est incliné vers
le bord radial.

Lecomte avait obtenu des fractures du bord postérieur,
il n'y attachait aucune importance et n'y voyait aucun
rapport avec les fractures par extension. Pour nous au
contraire, nous regardons cet écrasement, comme le
premier temps de toute fracture qui survient dans une

chute sur la paume de la main. Nous réservons ce point pour une discussion ultérieure.

Des fractures obtenues par l'exagération de l'extension, nous rapporterons seulement deux exemples, ces fractures étant toutes semblables et d'ailleurs très-connues. (*Fig.* III et *fig.* VII).

LA FIGURE III est des plus instructives. La face antérieure nous offre une fracture incomplète, représentée par la fissure *c* qui, partant du bord interne, décrit une légère courbe à concavité supérieure, et se termine en se relevant à 0.005 du bord externe, et à 0.016 au-dessus de la face articulaire. Au-dessous de cette fissure, l'extrémité inférieure de l'apophyse styloïde est complètement arrachée et forme un fragment isolé.

Sur la face postérieure au contraire (*b*) les désordres sont beaucoup plus considérables. Nous observons deux plans de fractures; un inférieur, formé aux dépens du rebord articulaire, donne trois fragments *a, b, c*; un second plan intermédiaire, et qui sépare le premier de la diaphyse se compose d'éclats si petits et si nombreux que nous avons renoncé à les figurer, réservant leur place par une zone noire.

Retenons désormais ce fait : dans une fracture par extension directe, la face postérieure de l'os peut présenter des lésions beaucoup plus considérables que la face antérieure. (Fracture incomplète en avant, fracture comminutive en arrière).

L'examen de cette pièce nous a conduits à étudier de nouveau les mouvements de l'articulation radio-carpienne.

Pendant le mouvement d'extension, dit Cruveilhier, « le condyle carpien roule d'avant en arrière.... il est limité par le ligament antérieur et par les ligaments latéraux eux-mêmes. » Il faut ajouter que tout en roulant d'avant en arrière, la facette articulaire carpienne abandonne peu à peu le cartilage radial pour s'appliquer contre le ligament antérieur, tandis que la face postérieure du carpe se rapproche du bord postérieur du radius. Lorsque ce mouvement est arrivé à sa limite, le ligament antérieur est tendu, mais le condyle carpien appuie sur le rebord radial. On peut même s'assurer, sur une articulation fraîchement préparée, que le ligament antérieur n'est réellement tendu qu'au moment où le contact radio-carpien a eu lieu, et où la première rangée du carpe devenant par ce fait immobile, on veut exagérer le mouvement d'extension.

Les rapports changeront un peu, suivant que la main sera directement étendue, le 5e métacarpien dans l'axe de l'avant-bras, ou bien étendue et inclinée soit en abduction soit en adduction. Dans le premier et le troisième cas, le contact se fait surtout avec le dos du semi-lunaire ; dans le second, c'est la rainure postérieure du scaphoïde qui vient butter contre le radius.

Ces rapports sont déjà indiqués par Cruveilhier, figure 312 et 314.

La figure 312 reproduit une coupe verticale de la main allongée sur le bras ; le condyle carpien est déjà un peu en arrière du centre de figure du radius. La figure 314 — Extension de la main — esquisse le mouvement que nous avons signalé dans la première rangée du carpe.

Cela est encore mieux indiqué dans notre figure IV qui est le décalque, c'est-à-dire la reproduction exacte, d'une coupe verticale faite par nous suivant le 3e métacarpien et l'avant-bras ayant leurs axes confondus. La main a ensuite été portée dans l'extension forcée, nous avons fixé les parties dans leurs situations respectives en les clouant sur une planche, puis à l'aide d'un papier calque, nous avons facilement reproduit les contours des os, laissant de côté les parties molles dont la flaccidité ne permettait pas une rigueur aussi grande du dessin.

La coupe comprend l'extrémité du scaphoïde, le grand os, et le 3e métacarpien. Le contact n'est pas immédiat entre le radius et le scaphoïde, il se faisait un peu plus en dehors de la coupe sur la face postérieure du scaphoïde.

Nous pouvons cependant extraire déjà cette conclusion : dans toute chute sur la main ayant pour objet d'exagérer l'extension normale, le ligament· antérieur est tendu par la face articulaire du condyle carpien, mais en même temps le bord postérieur de ce condyle vient exercer en arrière sur le radius une pression de bas en haut.

Toute la mécanique des fractures de l'extrémité inférieure, tout le procès que Lecomte a conduit contre les théories existantes repose sur le point de savoir si, oui ou non, le radius reçoit : de bas en haut le choc qui lui est transmis par la résistance du sol, et de haut en bas l'impulsion du poids du corps.

La discussion de Lecomte à propos des expressions — chute sur la paume de la main, chute sur le talon de la main, chute sur le poignet, ne nous paraît pas aussi importante qu'à son auteur. Tillaux sans doute en a jugé de même, car il a conservé (édition 1876) l'expression : chute sur le talon de la main, acceptons cependant les données de Lecomte sur la limite antérieure des points par lesquels la main touche le sol, savoir la 2° rangée du carpe, ou l'extrémité postérieure des métacarpiens.

Dans ces chutes, dit encore Lecomte, la main étant dans l'extension et l'avant-bras dans la pronation, le principal effort se transmet suivant le cubitus, et non point suivant le radius dont la cupule ne toucherait le condyle huméral que par son bord interne.

Or, préparons un avant-bras comme le veut cet auteur, on coupe le bras, on dépouille de ses parties molles l'articulation du coude. Pratiquons en outre sur la face externe du radius un peu au-dessus de la hauteur médiane, une encoche, et détachons un petit fragment triangulaire à base externe, et dont la hauteur (transversale ici) soit égale au 1/3 de l'épaisseur de l'os, dans le but d'affaiblir la résistance du radius en ce point, plaçons la main dans l'extension, appuyant sur une table par les éminences thénar et hypothénar, frappons sur l'humérus vertical comme l'avant-bras, au premier choc, sans grande force, nous fracturons le radius juste au point affaibli ; l'articulation radio cubitale reste intacte.

Cette expérience montre suffisamment que même étendue sur l'humérus, le radius a sa bonne part du choc transmis de haut en bas ; et comme la réaction égale l'action il faut en outre supposer qu'il a rencontré à son extrémité inférieure un point fixe pour lui transmettre un choc de bas en haut.

Nous mentionnons pour mémoire l'opinion de M. Lopez, (thèse de Paris 1800). Cet auteur avance que le choc agit seulement sur le cubitus, et par le ligament interosseux se transmet à la diaphyse radiale, pendant que d'autre part, ce dernier os trouve un point solide sur

le sol par l'intermédiaire du carpe. L'extrémité inférieure se fracture, juste là où le ligament interosseux a
cessé d'exister, parce qu'il n'y a plus là de conducteur,
de décomposant des forces.

Cela n'est pas clair, et nous n'insisterons pas sur cette
étrange théorie qui aurait ce non moins étrange réci-
proque : Le bras et l'avant-bras se trouvant sur la même
ligne, et la main étant étendue sur l'avant-bras, si on
frappe sur la paume de la main, on agit sur le cubitus
par l'intermédiaire du ligament interosseux, et le
cubitus transmet le choc à l'humérus, il nous paraît tout-
à-fait extraordinaire de voir dans un système de deux
os accouplés parallèlement, le plus grêle recevoir directement le choc et résister, le second beaucoup plus volumineux se briser alors qu'il reçoit le choc initial par
l'intermédiaire de l'os parallèle. D'ailleurs, Lecomte a
ruiné cette opinion en obtenant des fractures de
l'extrémité inférieure du radius après avoir sectionné le
ligament interosseux dans toute sa hauteur.

Pour étudier la question sous toutes ses formes, dans
un choc sur l'humérus (le membre supérieur étendu et
appuyant sur le sol par la face palmaire de la main) il faut
envisager ce qui se passe aussi bien dans l'articulation
du coude que dans l'articulation du poignet.

Admettons même qu'au début la cupule soit séparée du
condyle par un léger intervalle, le choc agira d'abord
sur le cubitus et tendra à l'enfoncer ; le cubitus glisse sur
le radius, et il descend jusqu'à ce qu'il soit limité en bas
par le ligament triangulaire, son seul point d'appui
inférieur ; ou ce ligament est suffisamment élastique, ou
il brise l'apophyse styloïde du cubitus (fait d'observation)
et dans les deux cas le cubitus glisserait le long du

carpe, jusqu'à ce que le condyle huméral ait rencontré la cupule radiale. (Cela supposait la cupule distante du condyle, mais d'après Lecomte lui-même le bord interne de la cupule radiale pendant l'extension vient au contact de l'humérus).

A ce moment de contact, le cubitus et le radius en pronation, forment un système d'X analogue à ceux qu'on emploie dans l'industrie pour séparer et maintenir deux plans parallèles. Ici seulement l'entrecroisement se fait à la partie supérieure.

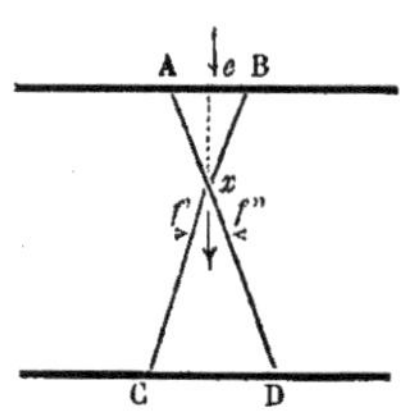

Soit un semblable système de deux droites parallèles A B, C D réunies par deux obliques A D, C B ; en un point e sur le prolongement du point x appliquons une force e. Nous serons dans les conditions d'un choc sur l'humérus, puisque la trochlée et le condyle sont à égale distance de son axe.

Dans notre système, nous pouvons sans rien changer faire glisser la force e sur sa verticale jusqu'à ce qu'elle arrive en x. Mais là, e se décompose en deux forces f' et f'' dirigées chacune suivant la droite correspondante, c'est-à-dire suivant le radius et le cubitus.

Cela démontre au moins que dans un choc sur l'humérus une partie de la force est transmise directement au radius, et nous pouvons éliminer le cubitus lorsque nous parlerons de la fracture de l'extrémité inférieure du radius. C'est pourquoi nous disions plus haut, dans l'expérimentation des fractures de l'extrémité inférieure du radius, peu importe le procédé pourvu que l'on frappe suivant l'axe de l'avant-bras.

D'après M. Lecomte, dans les chutes sur la paume de la main, jamais le choc n'est transmis au radius par la 1re rangée du carpe qui n'appuie sur le sol ni par le scaphoïde ni par le pisiforme.

Cela est vrai si l'on suppose le bras vertical, et la main reposant complètement à plat sur une table par exemple. Dans de telles conditions, on ne parvient pas, quelque pression que l'on exerce, à imprimer sur le papier, une tache d'encre faite à la saillie du pisiforme. Mais les chutes ne se font pas dans une situation aussi absolue.

Pendant sa chute, le patient place les mains dans l'extension physiologique qui se produit au moyen des radiaux et du cubital postérieur ; les doigts sont alors légèrement fléchis, la main forme une légère voûte qui rencontrera le sol aux deux extrémités de son arc de cercle savoir : le bout des doigts et l'extrémité postérieure des éminences palmaires, or il suffit que le métacarpe fasse avec le radius un angle de 100°, pour qu'on imprime le pisiforme sur un plan horizontal.

Dans nos expériences, nous avons noté une fois la fracture du pisiforme et celle du scaphoïde, ce qui nous paraît une preuve du contact entre cet os et le plan résistant. Lecomte signale également cette fracture, mais il propose de l'expliquer ailleurs dans son livre par un mécanisme tout autre que celui d'un choc direct. Nous avons en vain cherché cette démonstration.

Lors même que la première rangée ne viendrait pas au contact avec le sol par ses deux os extrêmes, c'est encore elle qui médiatement transmet le choc au radius. Si la main est étendue à un angle de 90° par exemple, au lieu d'un angle de 100°, elle appuie par le grand os et le trapèze et transmet le choc à la première rangée carpienne qui a roulé en arrière sur le sommet de la voûte ; et comme sous cet angle, le bord postérieur du radius vient toucher le scaphoïde, c'est bien en définitive par la 1re rangée du carpe que le choc se transmet plus haut ; au fond, il n'y a guère qu'une discussion de mots.

Examinons en outre ce qui se passe au point de vue dynamique pendant le mouvement de l'extension, au moment où le scaphoïde et le radius arrivent au contact.

Pour simplifier (*Voir fig.* iv.) nous pouvons supposer que toute l'action se passe autour d'une droite B A, sur laquelle le radius appuie par son bord postérieur en un point C. La verticale D H est la force qui sollicitera le bord antérieur (ligament antérieur).

Soit une force F en un point M, et nous avons dans la droite A B, un levier du premier genre, dans lequel D C représente le bras de levier de la résistance et C M celui de la puissance, C figure le point d'appui.

Or, dans un levier du premier genre, les deux forces parallèles ont une résultante qui passe par le point d'appui. Cette résultante est égale à leur somme.

C'est-à-dire que si la force F égale A, la force de traction sur le bord antérieur égale A B ; la pression sur le bord postérieur égale A + B. Dans notre figure, nous avons pris C M égal à C D, dans ce cas B = A, et la résultante = 2 A.

Nous avons la démonstration de cette pression dans la figure xv, fracture produite par la simple exagération de l'extension, sans choc ; nous avons obtenu une fracture du bord postérieur avec tassement des fragments ; le ligament antérieur, le bord antérieur de l'os ne présentent aucune lésion.

Ce n'est pas sans raison que nous avons pris C M C D ;

le point M dans ces conditions tombe sur la base du 3ᵉ métacarpien, limite antérieure du contact avec le sol, d'après Lecomte lui-même. Pour nous, d'après ce que nous avons déjà dit au sujet de la légère voûte que forme la main pendant la chute, cette limite antérieure doit être très rarement atteinte.

Et si nous faisons glisser F en arrière de M, la force de traction sur le bord antérieur diminue aussitôt pour devenir nulle au moment où F passera au point C. Remarquons, en outre que le point C est directement au-dessus du grand os, et d'après notre auteur encore, la deuxième rangée du carpe vient souvent en contact avec le sol.

La conclusion de cette discussion aussi longue, c'est que le radius reçoit aussi bien de bas en haut que de haut en bas la transmission des chocs qui se font à l'une des extrémités du membre supérieur, l'autre extrémité s'appuyant sur un plan fixe.

Nous ne citerons pas comme preuves expérimentales les fractures obtenues après la section du ligament antérieur. Nous examinerons les figures v à ix, produites avec le même mode de percussion, mais en laissant intact le ligament antérieur.

Fig. v. — Soldat tuberculeux, trente ans, fracture complète et transversale de l'extrémité inférieure. La facette articulaire est divisée en trois fragments, l'un antérieur, mince, formé aux dépens du rebord articulaire et d'une très-petite épaisseur de cartilage, l'autre postérieur beaucoup plus épais, et parcouru d'avant en arrière par deux petites fissures en forme d'y ; le troisième fragment comprend l'apophyse styloïde. Enfin la face postérieure nous montre trois fragments au-dessus desquels nous avons laissé un espace vide. Il y avait là une foule de petits éclats que nous n'avons pas reproduits à cause de leur nombre et de leur petitesse.

Nous ne décrirons pas les autres fractures qui sont à peu de chose près la répétition de celle-ci. Sur toutes, également, nous retrouvons des fractures intrà-articulaires qui ont porté sur la facette du semi-lunaire, ou qui séparent le bord antérieur du reste de l'os.

Sur toutes ces fractures également, on peut remarquer des lésions beaucoup plus considérables en arrière, tandis qu'en avant nous trouvons presque toujours ce plan de fracture horizontale, linéaire ; en arrière nous constatons un véritable effondrement de l'os. Ici, nous ne comptons pas moins de huit fragments *(Fig.* v), là, il en existe onze *(Fig.* ix), dans la figure viii, par la simple exagération de l'extension sans choc, obtenue chez un vieillard, le nombre était si grand que nous avons dû renoncer à les classer tous.

C'est la même chose dans notre observation clinique ; la fracture est simple, linéaire en avant, en arrière nous voyons un écrasement avec éclats de la lamelle osseuse postérieure. La fracture de la face postérieure est encore remarquable en ce sens qu'il y a deux sortes de fractures ; l'une inférieure qui comprend le rebord articulaire ; au-dessus une zone intermédiaire ou s'observent les fragments les plus nombreux, les plus irréguliers.

Nous appellerons encore l'attention sur les figures xiii et xiv provenant de radius fracturés comme précédemment, mais avec cette précaution de confier à un aide le soin de maintenir la main et l'avant-bras à angle droit l'un sur l'autre.

Fig. x. — Face articulaire, éclatement transversal qui

a séparé deux fragments, l'antérieur beaucoup plus étroit que le postérieur. L'apophyse styloïde est complètement détachée ; en avant, les deux fissures A et B, à peu près parallèles, sont la trace de la divulsion produite sur la face articulaire. Il n'y a ici aucun arrachement ; l'apophyse styloïde n'a pas été détachée de haut en bas, elle a été refoulée en haut, tout au contraire, comme l'indique en arrière le fragment quadrilatère C. En avant, la fracture par éclatement n'est pas complète.

Fig. XI. — Le bord postérieur, complètement détaché dans son tiers interne, forme un fragment triangulaire à sommet supérieur. De cet angle part une fissure qui se dirige vers le bord externe et l'atteint à 0,056 au-dessus du plan articulaire. Le fragment postérieur a servi de coin pour déterminer un éclat vertical de cette face de l'os. L'apophyse styloïde est séparée à sa base par le sillon D, mais elle n'est pas complètement détachée, elle a seulement subi un léger mouvement de bascule et déterminé sur la face postérieure la ligne d'infraction B.

Ces deux pièces démontrent à la fois et les fractures par éclatement, et la transmission de bas en haut dans les chutes sur la paume de la main.

Lecomte regarde encore les fractures par extension forcée comme se produisant lorsque la main est à angle droit sur l'avant-bras. Il nous a semblé, au contraire, que la fracture se manifestait seulement lorsqu'on avait dépassé l'angle droit d'une quantité notable.

L'appareil suivant nous a permis d'étudier cette question. Un compas est enchassé dans un petit carré de bois convenablement évidé. L'une des pointes est solidement maintenue, pendant que l'autre branche mobile devant un rapporteur, peut prendre les positions limites avec la ligne droite.

Pour expérimenter, nous enfonçons la pointe fixe sous la peau, le long du radius; nous centrons l'axe du compas sur l'interligne articulaire. La pointe fixe est solidement maintenue contre le radius par des cordelettes qui traversent l'avant-bras dans l'espace inter-osseux.

La branche mobile est de même fixée au bord externe du deuxième métacarpien. Cela fait, et le coude étant fixé, nous saisissons la main du sujet vers l'extrémité métacarpienne, et nous la portons dans une extension forcée jusqu'à production de la fracture. Nous notons de temps à autre les angles auxquels nous arrivons avant d'entendre le premier craquement, et de cette façon nous ne sommes point supris par la fracture.

Fig. XII. — Femme trente ans, radius droit, fracture oblique de bas en haut et de dedans en dehors. Le premier craquement s'est fait entendre lorsque le dos de la main faisait avec l'avant-bras un angle aigu de 43 degrès.

Fig. XIII. — Fracture transversale complète avec deux fragments antérieurs ; homme de soixante-cinq ans ; le premier craquement s'est fait entendre à un angle aigu de 35°.

Fig. XIV. — Homme de cinquante-sept ans ; radius gauche, fracture de l'apophyse styloïde à sa base ; la premier craquement s'est fait entendre à l'angle aigu de 55 degrés. Le poignet droit a été amené à un angle aigu de 40 degrés, sans production de fracture.

Fig. XV. — Sur un jeune homme de vingt et un ans ayant succombé à une fracture du crâne, nous avons amené le poignet à un angle postérieur de 35° avant d'entendre le premier craquement, une véritable surprise nous attendait. Le bord externe du radius était intact. Le bord postérieur, au contraire, était fracturé suivant une ligne irrégulière, horizontale dans l'ensemble, dont le point le plus élevé passe à 0,015 du rebord articulaire. Cette fracture comme nous l'avons dit, est une preuve éclatante de la pression que supporte le bord postérieur, et du contact qui s'établit entre le carpe et le radius.

En résumé pour obtenir la fracture par extension forcée, nous avons dans cinq expériences dépassé l'angle droit de :

35° Homme de 65 ans.
43° Femme de 30 ans,
50° Homme de 57 ans.
55° — — —
35° — 21 ans.

La moyenne est de 47° ; le minimum de 35° donné par un vieillard de soixante-cinq ans est déjà assez élevé.

Nous utiliserons bientôt ces données.

Il nous reste à démontrer pour que la théorie de l'arrachement n'ait plus guère d'objections à nous adresser, que le radius se fracture sous des angles obtus ; c'est-à-dire *sous un angle avec lequel le ligament antérieur n'est pas tendu.*

Nous nous sommes servis d'un triangle de bois, A. B. C, à bords épais de deux travers de doigt, percé de trous le long des deux côtés qui font entre eux un angle de 107 degrés.

Des cordelettes passant dans les trous du triangle, fixaient un des côtés de l'angle obtus contre le troisième métacarpien en traversant les deuxième et troisième espace.

On fixait de même, l'autre bord contre la face postérieure du radius ; les cordelettes traversaient complètement le membre entre les deux os.

La main reposant sur la table d'amphitéâtre, nous avons comme aux autres expériences, frappé verticalement le coude avec un maillet.

Sous cet angle de 107 degrés, nous avons produit la fracture xvi. Des hachures noires indiquent les parties fracturées. L'apophyse styloïde a été divulsée. A la face articulaire, on voit la limite du fragment styloïdien indiquée par la ligne oblique H E. Sur le bord postérieur nous avons marqué en noir, une zone dans laquelle il y a enfoncement des lamelles osseuses, et où par conséquent se trouve imprimé le contact carpien. Le gros fragment styloïdien est taillé inégalement sur les deux faces de l'os. Il est plus large en arrière où, comme d'habitude, nous avons trouvé un grand nombre d'éclats.

La fracture xvii a été produite à l'aide du même appareil. Tout le bord postérieur dans la partie couverte de hachures était réduite en débris nombreux et irréguliers. Les trois quarts de la face articulaire ont été ainsi séparés du reste de l'os.

A l'autopsie du poignet qui présentait la déformation la plus classique qu'on puisse demander: dos en fourchette, apophyse styloïde du radius plus élevée que celle du cubitus, mais déjetée vers le bord radial, les deux fragments antérieurs n'étaient pas séparés de l'os, ils suivaient le prolongement de l'axe radial comme le montre le dessin B avant d'avoir enlevé le périoste ; à la vue seule, tant cette face avait conservé son aspect normal, on n'aurait pu soupçonner leur existence. La fracture principale ne saurait être attribuée à l'arrachement puisque, rappelons-le encore une fois, le ligament antérieur n'était pas tendu.

L'étude de la chute en elle-même nous conduira à la théorie du mécanisme de la fracture.

Ou bien les chutes ont lieu suivant la verticale. Le sujet tombe d'un lieu élevé, la tête la première, tombe de sa hauteur sur le siége, ou bien la chute tout en ayant lieu dans un plan vertical s'accompagne d'un mouvement de propulsion en avant. — Dans la chute en courant, en montant ou descendant un plan incliné, le buste décrit un arc de cercle dont la limite est la rencontre du sol avec les mains. Enfin la chute peut se faire dans le plan vertical et transversal, le corps décrit encore un arc de cercle, et les conditions de la chute restent les mêmes.

Afin de bien fixer les idées, nous avons représenté quelques types de chutes dans les silhouettes XVIII et XIX.

Les figures A et B, représentent une chute suivant la verticale ; en A le centre de gravité est en avant de l'axe des avant-bras ; le seul mouvement possible dans le poignet, est un mouvement de flexion, c'est-à-dire un relâchement de plus en plus considérable dans le ligament antérieur. Si donc une fracture se produit, et elle n'est pas impossible, puisque nous venons d'en obtenir avec l'angle ouvert de 107°, l'avant-bras, faisant avec le sol par sa face antérieure un angle aigu de 73 degrés, elle ne peut être attribuée à l'action du ligament antérieur. — En B, le centre de gravité est en arrière de la ligne de chute, et le ligament antérieur peut être tendu si le centre de gravité continue à se déplacer dans le même sens.

3

Rappelons que pour produire une fracture par extension, il faut avoir en moyenne dépassé l'angle droit de 47 degrés. Dans ce cas, la main restant fixée à plat sur le sol, le bras vient prendre la situation A C, position bien invraisemblable dans une chute verticale. Accordons même qu'un angle de trente degrés soit suffisant, bien que nous n'ayons pas observé ce minimum, le bras prendrait la situation A D, position encore anormale,

Nous avons supposé l'avant-bras et le bras dans une rigoureuse extension, nous avons placé la main en supination forcée. En réalité, il y a toujours un léger degré de flexion pris instinctivement par le sujet, cette légère flexion étant plus propre à décomposer le choc dans les articulations du coude et de l'épaule ; la main présente plus souvent un faible mouvement de pronation qui suffit pour écarter l'axe de la main du plan vertical antéro-postérieur et rendre plus difficile la tension du ligament antérieur.

Les mêmes considérations s'appliquent à la figure XIX. L'axe vertical de la chute dans le plan des épaules suit la ligne A B. Si le bras est en avant de cet axe, comme le bras droit par exemple, l'avant-bras fera un angle obtus avec le dos de la main, et il ne pourra pas y avoir de fractures par extension du ligament antérieur ; l'extension n'est possible que si le membre supérieur vient en arrière de A B, encore faudrait-il qu'il allât occuper la droite A C pour faire avec le dos de la main l'angle minimum sous lequel nous ayons obtenu la fracture par extension.

La situation A C est anormale dans la chute avec projection en avant, car dans ce cas les mouvements instinctifs du sujet ont pour but de protéger la face et n'y parviennent efficacement qu'en rapprochant les bras de l'axe vertical de la chute.

Le mécanisme de la chute est donc plus complexe que ne l'indique la théorie de M. Lecomte.

La fracture par arrachement s'applique seulement à des cas bien déterminés comme l'a indiqué Voillemier.

Dans les chutes sur le talon de la main, la rencontre avec le sol se fait par la seconde rangée du carpe ou même la première si le bras est en abduction. Notre observation indique nettement ce point de contact. Il y est en effet question de deux ecchymoses, l'une au coude, l'autre au poignet. Nous les avons décrites ainsi : « l'une avec son centre à la région radio-carpienne, s'étend en se dégradant à la paume de la main, le long du pouce, et s'étale en remontant jusque vers le tiers supérieur de l'avant-bras ; l'autre siége à l'épitrochlée d'où elle s'irradie autour de l'articulation sans atteindre cependant la face externe. »

Ces deux ecchymoses sont, la première, l'indice d'une chute qui se rapproche beaucoup de l'interligne articulaire, puisque en ce point nous notions son maximum d'intensité, la seconde indique qu'après avoir rencontré le sol par la paume de la main, l'avant-bras a décrit un arc de cercle pour aller frapper le coude, c'est-à-dire a exécuté un mouvement pendant lequel le ligament antérieur n'est pas tendu.

Donc au début, le bord postérieur supporte toute l'action du choc qui se propage, soit parallèlement à l'axe du radius si celui-ci est vertical, soit obliquement si le radius fait un angle obtus avec la main.

Dans l'un et l'autre cas, la fracture aura lieu en arrière, et le point où la composante du choc rencontrera la face postérieure du radius sera le point de séparation du fragment inférieur.

Ce lieu sera d'autant plus élevé que le radius sera d'autant plus rapproché de la verticale, et que la composante du choc tendra à se confondre avec l'axe de l'os.

Deux cas peuvent se présenter : la fracture postérieure composée de nombreux fragments s'accompagne d'un enfoncement de la face articulaire, le fragment est tout à fait détaché du reste de l'os, repoussé en haut. Le carpe suit ce mouvement ascendant, et c'est alors que le ligament antérieur commence à se tendre, et se tend d'autant plus que le carpe remonte plus haut derrière la face antérieure. Ajoutons que la direction du ligament au lieu de se trouver dans le prolongement du bord antérieur, lui devient perpendiculaire. La face antérieure qui trouve sa résistance diminuée, se brisera donc juste à l'endroit où elle prend un point d'appui, c'est-à-dire à la limite supérieure du fragment déjà formé. On peut voir un exemple de ce mode de fracture, figure XI, en D, où les deux fragments se séparent en formant un V ouvert en haut.

La fracture peut encore se produire par un tassement moins brusque. Alors par le fait de l'écrasement postérieur, de l'homogénéite de l'os, la fracture se propage d'arrière en avant. Il est bien évident dans la fracture décrite ci-dessus, que si nous avions insisté davantage, nous aurions fracturé la face antérieure du radius, sans que le ligament antérieur pût être accusé d'une influence quelconque.

Ainsi se trouvent encore expliquées les diverses hauteurs de la fracture transversale antérieure qui ne s'expliquaient point par le mécanisme de l'arrachement. La hauteur du fragment antérieur se limite d'après la hauteur du fragment postérieur, et celle-ci suit le point où la normale du choc vient rencontrer la face du radius. Si l'axe du choc se rapproche de l'axe du radius, le fragment devient plus long, si les deux axes se confondent on obtiendra de véritables fractures par éclatement. En effet, les deux axes ne peuvent être confondus que si la première rangée, fortement repoussée appuie largement sur la face articulaire radiale. Alors la voûte carpienne qui tend à s'étaler, n'appuie plus sur le centre de l'os, mais plutôt sur la circonférence, et tout l'effort du choc consiste à dilater la face cartilagineuse qui cède plus ou moins complètement.

Il faut ajouter cependant que plus les deux axes sont près de se confondre plus la fracture de l'extrémité inférieure devient difficile à produire. La figure iv peut être citée comme exemple. Mais deux fois nous avons, en procédant de la sorte, fracturé le radius au milieu de la diaphyse.

L'examen des pièces anciennes avait conduit Voillemier à admettre la fracture par pénétration. Les pièces anciennes sont très-mauvaises, erronées sous ce rapport. Si par exemple, on avait étudié la pièce xv après consolidation, on n'aurait pas manqué de conclure à la pénétration, en voyant le bord supérieur de la diaphyse caché derrière l'écorce du fragment inférieur. La coupe antéropostérieure du radius nous montre au contraire l'absence de toute pénétration, la lamelle a été détachée du tissu spongieux, les aréoles des deux fragments se sont tassées, comprimées réciproquement dans une étendue mesurée par la teinte noire, mais les deux fragments restent bien séparés.

La cause d'erreur réside dans la production des éclats si nombreux de l'écorce, ceux-ci seuls chevauchent sur le fragment supérieur, et après la soudure des parties l'aspect général est celui des figures dessinées dans le mémoire de Voillemier.

Comme le fait remarquer Lecomte à propos de la théorie de la pénétration, le radius ne se renfle pas brusquement à son extrémité inférieure, il se dilate peu à peu, et prépare cette épiphyse par un accroissement graduel. Il faut encore remarquer que sur la face postérieure, l'augmentation du volume cesse brusquement au niveau de la petite crête osseuse qui sert de gouttière au long extenseur du pouce, après quoi cette face de l'os change brusquement de direction. Ce changement de direction est la cause des éclats limités à la lamelle compacte, et qui se trouvent toujours situés entre le fragment supérieur de cette crête.

Si la force est insuffisante, la fracture se bornera à la partie postérieure et déterminera un fragment oblique postérieur très-analogue à ce qu'à décrit Goyrand.

Cela n'est pas une simple vue de l'esprit, et nous pouvons rapporter deux exemples de fracture incomplète, chez deux artilleurs, dans une chute verticale du haut d'une fourragère.

Le premier à présenté une fracture des deux radius, classique à gauche, et par conséquent complète; à droite, l'on remarquait seulement un peu d'abduction dans la main et un gonflement très-marqué du radius sur la face postérieure tout près de l'articulation. La douleur vive au toucher se manifestait surtout dans les mouvements d'abduction et d'extension. Les mouvements d'abduction du pouce sont très-douloureux Il y eut à

l'hôpital une longue discussion, et la fracture ne fut définitivement admise qu'après la consolidation. Tout gonflement accessoire ayant disparu, on pouvait constater
l'augmentation de volume de la face postérieure du
radius, avec une arête supérieure brusque, tandis que la
face antérieure reste lisse, sans aucune saillie ni déformation. Les mouvements d'abduction du pouce sont restés
longtemps douloureux.

Le second cas survenu dans les mêmes conditions, fut
soigné à l'infirmerie. Le malade se plaignait d'une douleur vive à la face postérieure du radius gauche dans les
mouvements du poignet ou dans les mouvements du
pouce, particulièrement l'abduction. La main est un peu
inclinée vers le bord radial, l'apophyse styloïde du radius
gauche descend un peu moins bas que celle du radius
droit, mais elle descend un peu plus que celle du cubitus
gauche. Gonflement de la région radiale postérieure, on
fixe la main et l'avant-bras sur une attelle palmaire pendant 15 jours, puis on défait l'appareil et chaque jour on
fait exécuter au malade des mouvements de flexion et
d'extension. Trois semaines après le début de l'accident,
les mouvements du pouce développant toujours de la
douleur au niveau de la petite crête signalée plus haut,
la pression de la face postérieure du radius est toujours
sensible. Le gonflement des parties molles a disparu, et
cependant la face postérieure du radius gauche reste
beaucoup plus volumineuse que celle du radius droit, à
0,15 de l'interligne articulaire on sent un ressaut brusque
qui marque la limite supérieure du gonflement de l'os. En
avant, ni déformation, ni gonflement.

La clinique est donc aussi explicite que l'expérimentatation en faveur des fractures incomplètes.

Nous ne suivrons pas Lecomte dans sa classification des fragments d'après leur forme ; c'est là une question qui nous paraît peu importante. Après ce que nous avons dit du mécanisme de la fracture, il paraît bien inutile de rassembler les débris de l'os pour les soumettre à une étiquette invariable, et nous aborderons tout de suite le chapitre de la déformation. Nous serons également très-brefs sur ce sujet, car nous n'avons aucun élément nouveau à ajouter.

Quant à la déformation en elle-même, nous la croyons très-facile à expliquer par le fait de l'écrasement postérieur. Il y a dans l'os une diminution de longueur dans les fragments, et seulement dans les 3/4 postérieurs. Tout se passe comme si l'on avait détaché un coin de l'os, un prisme triangulaire à base postérieure, le fragment bascule donc sur son bord antérieur qui reste au contact de la diaphyse, mais en se déplaçant angulairement. De là cette arête saillante qu'on sent en avant, le premier coude de la fourchette. La face articulaire qui normalement regarde en bas, est par le même fait ramenée en arrière et en dehors, d'où élévation de l'apophyse styloïde du radius, et deuxième coude au dos de la fourchette.

CONCLUSIONS.

Il existe plusieurs variétés de fractures de l'extrémité inférieure du radius. La fracture directe qui peut présenter tous les symptômes de la fracture classique, mais qui doit être très-rare.

Des fractures indirectes, qui peuvent se diviser en fractures complètes et fractures incomplètes : celles-ci portent toujours sur le bord postérieur et résultent de la pression supportée par ce bord pendant la chute. Le bord postérieur est simplement écrasé ou bien écrasé et détaché de l'os si la fracture s'accompagne d'un enfoncement articulaire.

Les fractures complètes doivent être bien distinguées entre elles suivant le point de la paume de la main où se concentre la violence.

Si la résultante du choc s'applique sur le métacarpe (extension brusque, choc contre le rebord d'un escalier) la fracture a généralement lieu par arrachement ; cependant elle peut encore se produire par tassement du bord postérieur.

Si la composante du choc passe au milieu du carpe, la fracture commence toujours par l'écrasement du bord postérieur et s'accompagne ou non de fracture articulaire. Dans le premier cas, le ligament antérieur complète en avant la fracture par sa tension qui se produit alors et par le changement dans sa direction de traction.

Dans le second cas, l'écrasement lui-même, produit la fracture d'arrière en avant, par le fait de son intensité, de la perte de substance qu'il amène dans la continuité de l'os.

Plus la résultante du choc se rapproche de l'axe radial, plus les fragments détachés sont longs, moins il y d'écrasement en arrière, plus rare aussi est la fracture de la face antérieure. Lorsque ces deux axes se confondent, la fracture de l'extrémité inférieure est difficile à produire. On provoque plutôt une fracture du corps de l'os, mais si la fracture siège à l'extrémité inférieure, il s'agit d'une fracture par éclatement.

Ainsi, dans les fractures de l'extrémité inférieure du radius par chute sur le talon de la main, le ligament antérieur intervient très-rarement et seulement lorsqu'il y a fracture articulaire. Nous répétons cette proposition pour montrer comment même sur ce point, nous différons de Lecomte. Pour Lecomte, la fracture commence toujours par l'arrachement, pour nous l'arrachement n'intervient que pour compléter la fracture, l'arrachement reste pour nous un fait rare.

Nous nous éloignons également de l'opinion de Voillemier, puisque nous admettons la fracture par écrasement au lieu de la fracture par pénétration.

Notre théorie a le mérite d'expliquer les variétés que l'on observe dans la fracture antérieure, en montrant que celle-ci règle sa hauteur (0,004 à 0,018 dans nos observations) sur la fracture de la face postérieure, et que cette dernière fracture est toujours commandée par l'obliquité de l'axe radial avec la résultante du choc.

— La fracture de l'extrémité inférieure s'accompagne

très-souvent de la fracture de l'apophyse styloïde du cubitus. C'est là un véritable arrachement que produit le ligament triangulaire dans le mouvement de descente exécuté par le cubitus, (nous avons parlé plus haut de ce mouvement.) Ajoutons que le ligament triangulaire dirigé perpendiculairement à l'apophyse cubitale est très-bien placé pour produire un pareil genre de fracture.

— Le périoste, maintenu, doublé en quelque sorte par les nombreuses gaînes fibreuses qui l'enveloppent, reste appliqué sur les fragments, les accole et favorise la consolidation.

— La réduction des fragments est souvent très-difficile, elle peut être dangereuse.

— Les ecchymoses superficielles sont un signe accessoire de ces fractures, elles indiquent plutôt la violence de la chute.

— Chez les gens âgés, au huitième jour il n'y a pas trace de consolidation.

— Cette fracture peut se terminer par la pseudarthose, et nous citerons en terminant l'observation suivante:

Nous avons eu, mai 1881, l'occasion de faire l'autopsie d'une femme de trente ans, morte de tuberculose, six mois après la fracture du radius droit.

La femme s'était d'abord adressée à un rebouteur qui lui plaça, après maints efforts de réduction, le bras dans un appareil de son choix.

L'appareil ôté, la malade ne recouvra point l'usage de son membre. C'est environ quatre mois après l'accident que la malade entre à l'hôpital. On constate chez elle la déformation caractéristique. Voussure dorsale de la main très-prononcée en avant, on retrouve le fragment supérieur qui fait une saillie très-brusque au-devant du fragment inférieur. (*Voir Fig.* xxii.)

Les mouvements d'extension et de flexion sont très-limités et douloureux. La main fixée en pronation ne peut exécuter aucun mouvement de supination. La malade fléchit les doigts, mais avec effort. Cela lui cause une douleur dans le poignet. Les mouvements provoqués des doigts sont parfaitement libres. Atrophie de l'avant-bras.

On constate, en outre, une mobilité très-nette, quoique très-limitée entre les deux fragments,

La malade sort de la salle de chirurgie, pour entrer en médecine où elle ne tarda pas à succomber.

A l'autopsie, on ne trouve aucune lésion dans les muscles de l'avant-bras ni dans les gaînes aponévrotiques de la main. Les synoviales sont lisses, les tendons jouent facilement. On prépare la pièce comme pour l'articulation du poignet et l'on constate que les ligaments restant seuls, les mouvements radio-carpiens sont aussi limités qu'auparavant. On enlève les ligaments, et l'on peut voir que la gêne des mouvements est due à un bourrelet synovial, rouge, assez dur, triangulaire, qui s'est accolé sur le pourtour de la cavité articulaire semblable à un bourrelet glenoïdien, adhérent au cartilage radial, mais pouvant cependant s'en détacher par la traction. En dehors de ce point, le cartilage est net et lisse.

Les deux fragments du radius sont unis par un tissu fibreux assez doux, épais, creusé en son centre de deux petites cavités figurées par un espace clair sur la coupe. Les cavités sont tapissées par un tissu rougeâtre tomenteux comme celui d'une bourse séreuse enflammée.

Le fragment inférieur, triangulaire en forme de coin,

à base inférieure, a complètement glissé en arrière du fragment supérieur qui se termine par une extrémité arrondie, mousse, osseuse.

Cette pseudarthose est due très-probablement aux tentatives désespérées et peu sensées du rebouteur pour la réduction. Les deux fragments se sont séparés ; chacun d'eux a fait isolément sa cicatrice osseuse, et le tissu intermédiaire n'est pas allé au-delà d'une transformation fibreuse.

ORLÉANS — IMPRIMERIE ERNEST COLAS

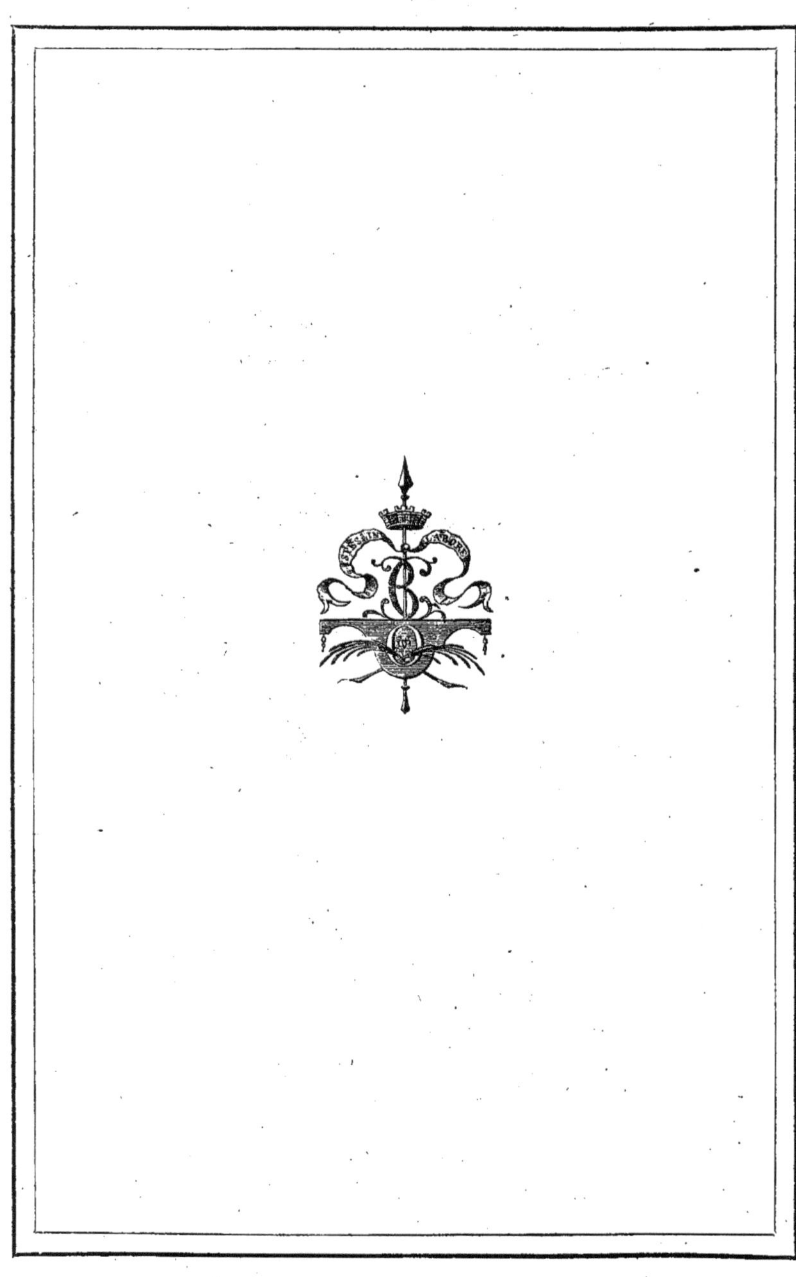